DES

ADHÉRENCES PLEURALES GÉNÉRALISÉES

CONSIDÉRÉES COMME CAUSE

D'HYPERTROPHIE CARDIAQUE

PAR

PAUL CAVAILLÈS

Docteur en médecine

PARIS

IMPRIMERIE DE VICTOR GOUPY ET JOURDAN

71, RUE DE RENNES, 71

1880

DES

ADHÉRENCES PLEURALES GÉNÉRALISÉES

CONSIDÉRÉES COMME CAUSE

D'HYPERTROPHIE CARDIAQUE

DES

ADHÉRENCES PLEURALES GÉNÉRALISÉES

CONSIDÉRÉES COMME CAUSE

D'HYPERTROPHIE CARDIAQUE

PAR

PAUL CAVAILLÈS

Docteur en médecine

PARIS

IMPRIMERIE DE VICTOR GOUPY ET JOURDAN

71, RUE DE RENNES, 71

—

1880

DES ADHÉRENCES PLEURALES GÉNÉRALISÉES

CONSIDÉRÉES COMME CAUSE

D'HYPERTROPHIE CARDIAQUE.

AVANT-PROPOS.

La pleurésie est une maladie généralement bénigne ; mais elle peut, dans certains cas, donner lieu aux accidents les plus graves : Les épanchements pleuraux peuvent, lorsqu'ils sont abondants, déterminer la compression du poumon et son affaissement définitif, sous forme d'une masse rougeâtre et racornie ; les cas de mort subite, qu'ils ont occasionnés par formation de caillots pulmonaires ou cardiaques, ne sont pas très rares. La pleurésie purulente est une affection grave, et la mort, par asphyxie, est fréquente dans les pleurésies diaphragmatiques. Mais l'inflammation de la plèvre peut aussi déterminer la formation de néomembranes, qui, en établissant des adhérences entre le poumon et les parois thoraciques, exercent, lorsqu'elles sont généralisées une influence funeste sur le cœur en provoquant son hypertrophie et sa dilatation. C'est ce dernier point que nous nous sommes proposé de mettre en lumière dans notre thèse inaugurale.

M. le Dr Quinquaud, médecin des hôpitaux de Paris, a bien voulu nous communiquer une observation des plus concluantes, et nous a prodigué ses conseils avec la plus grande bienveillance : qu'il nous permette de lui exprimer ici tous nos remerciements.

DES ADHÉRENCES PLEURALES

ET DE L'HYPERTROPHIE CARDIAQUE

ANATOMIE PATHOLOGIQUE.

1° ADHÉRENCES PLEURALES

« Type parfait de l'inflammation des séreuses, la pleurésie est constituée par deux sortes d'exsudats, l'un parenchymateux, l'autre interstitiel.

« L'exsudat parenchymateux ou nutritif est l'origine des formations conjonctives, qui caractérisent toute pleurésie, il est constant. L'exsudat interstitiel, devenant libre après la chute de l'épithélium, est l'origine des épanchements, qui occupent la cavité pleurale ; il est inconstant. Lorsqu'il est nul ou fort peu abondant, la pleurésie est dite sèche. » Jaccoud. Traité de pathologie interne.

Cet exsudat interstitiel, provenant d'une exosmose vasculaire, et ainsi appelé, parce qu'au moment de sa transsudation hors des vaisseaux, il est déposé entre les éléments même du tissu, détermine, à mesure qu'il devient plus abondant, la chute des cellules épithéliales, et s'épanche librement pans la cavité pleurale.

L'épanchement ainsi constitué, présente une composition variable ; il peut être séro-fibrineux, purulent ou hémorragique. Nous dirons quelques mots seulement de l'épanchement séro-fibrineux : Il est composé de sérosité et de fibrine en dissolution dans des proportions variables. Cette fibrine se coagule aussitôt, soit sous forme de flocons, qui nagent dans la sérosité, soit sous forme de lamelles, qui recouvrent la surface de la plèvre. Ces lamelles constituent ce qu'on appelle les pseudo-membranes pleurales, produits passagers, qui ne sont pas destinés à s'organiser, qui doivent au contraire être résorbés, après avoir subi la dégénérescence graisseuse. Nous ne devons pas les confondre avec les néo-membranes, que nous allons décrire, et qui nous intéressent beaucoup plus, puisque c'est par elles que sont constituées, les adhérences pleurales, qui font le sujet de cet ouvrage.

Mode de formation des néo-membranes pleurales.

Lorsque la plèvre est enflammée, on constate, au début, l'injection du tissu sous-séreux, et l'épaississement de la membrane, infiltrée de sérosité. Les cellules épithéliales gonflées se détachent sur une surface plus ou moins étendue, qui se recouvre bientôt de végétations granuleuses. Celles-ci sont dues au développement anormal du tissu conjonctif, et sont composées de cellules ovales ou fusiformes et de vaisseaux recourbés en anse. Ces végétations, en se développant et en s'agglutinant entre elles, constituent les adhérences qui relient entre eux les deux feuillets de la plèvre. Au lieu de s'agglutiner elles peuvent aussi se développer sous forme de villosités, ou bien encore s'aplatir et prendre l'aspect de tâches blanches. Mais quelle que soit la forme qu'elles affectent, au bout de deux ou trois semaines elles sont constituées par du tissu conjonctif parfait, possèdent des vaisseaux et des nerfs, acquièrent la rétractilité, et jouissent dès lors de toutes les propiétés des tissus vivants. Ce qu'il nous importe surtout de savoir au point de vue du sujet qui nous occupe c'est que si dans quelques cas elles peuvent subir la dégénérescence graisseuse et se résorber, le plus souvent leur établissement est définitif, et que lorsqu'elles sont généralisées elles ont pour résultat de fixer le poumon contre la paroi thoracique, disposition dont nous verrons plus loin les conséquences.

2° HYPERTROPHIE CARDIAQUE.

On distingue trois formes d'hypertrophie cardiaque suivant l'état des cavités du cœur. Si elles sont dilatées c'est l'hypertrophie excentrique : si elles sont rétrécies, c'est l'hypertrophie exconcentrique : si elles sont normales, l'hypertrophie est simple. La première de ces formes est de beaucoup la plus fréquente.

Le poids normal du cœur est de 300 grammes, hypertrophié, il en pèse 1000 et au delà. A l'état normal, la paroi du ventricule gauche a 12 millimètres d'épaisseur, celle du ventricule droit 5 millimètres; dans un cœur hypertrophié, l'épaisseur du premier peut atteindre 4 centimètres, l'épaisseur du second 2 centimètres.

La forme du cœur est variable, suivant que l'hypertrophie est générale ou partielle ; et dans ce dernier cas suivant qu'elle porte sur le cœur droit ou sur le cœur gauche.

Lorsque l'hypertrophie est générale, ce qui est rare, le volume du cœur est augmenté, mais sa forme est conservée.

Quand l'hypertrophie occupe le ventricule gauche, le cœur est plus ovale, son diamètre longitudinal est accru ; la cloison interventriculaire refoulée fait une saillie convexe dans le ventricule droit, dont la cavité présente alors, sur une coupe transversale, la forme d'un croissant. La direction du cœur est presque horizontale.

Quand l'hypertrophie occupe le ventricule droit, c'est le diamètre transversal du cœur qui est augmenté, sa forme devient sphérique. Si l'hypertrophie prédomine sur la dilatation, le ventricule droit devient plus saillant. La forme de la pointe du cœur est modifiée, elle s'arrondit ; et dans certains cas même, elle est formée uniquement par le ventricule droit. Si la dilatation prédomine, le ventricule, aminci et flasque, s'affaisse sur les côtés du ventricule gauche.

Ceci étant dit, nous aborderons immédiatement l'étude des observations, que nous avons pu recueillir.

OBSERVATION I.

(Communiquée par M. le docteur QUINQUAUD.)

Asystolie : hypertrophie et dilatation cardiaque sans lésions valvulaires ; adhérences pleurales généralisées.

Le nommé Wel... Jean, âgé de 63 ans, est entré, en avril 1869, à l'hôpital Saint-Antoine, salle Saint-Augustin, n° 4, service de M. Lorrain.

Cet homme raconte qu'il a été d'une bonne santé jusqu'à il y a deux ans, à cette époque il éprouva un peu d'essoufflement, sa respiration devint courte. Avant cette époque il n'a jamais eu de bronchite, ni d'accès de suffocation la nuit : il n'a jamais eu de fluxion de poitrine, n'a jamais été enflé ni eu de rhumatismes ; aucune affection cardiaque dans sa famille ; n'a pas eu de maladies aiguës ; enfin, il n'a jamais souffert de l'estomac et n'a jamais eu non plus d'affection hépatique.

Il crache peu, n'a pas la respiration sifflante, humée, que l'on rencontre parfois dans les affections thoraciques.

C'est donc peu à peu que la respiration est devenue gênée, sans qu'il y ait de surcharge graisseuse ; on ne trouve, par conséquent, aucune cause parmi les antécédents ; toutefois, depuis un an, cet homme a eu de temps à autre quelques douleurs thoraciques.

En ce moment, cet homme présente une anasarque généralisée ; les membres inférieurs sont éléphantiasiformes, avec œdème mou ; à peine un peu d'infiltration séreuse au dos des mains. Le cœur est assez volumineux et bat à trois travers de doigt du mamelon et en dehors, l'auscultation ne révèle pas de bruit de souffle.

Les veines jugulaires sont distendues, sans battements apparents ; la face est congestionnée. La respiration ne présente pas le type emphysémateux, mais on entend quelques râles sous-crépitants aux deux bases des poumons, indice de congestion œdémateuse.

Rien au sommet, d'ailleurs, la poitrine n'est point globuleuse et ne présente point de saillie.

Le foie n'est pas douloureux; les urines sont un peu chargées, sans albumine ni sucre.

En raison des antécédents et des signes cliniques, j'arrive par exclusion à supposer des adhérences pleurales, d'autant que, huit jours avant, j'avais fait une autopsie où je croyais rencontrer une lésion du cœur; alors qu'il n'y avait que des adhérences pleurales généralisées; malgré tout je restai sur la réserve et n'admis le diagnostic d'adhérences pleurales qu'avec toutes sortes de réticences.

La maladie s'aggrava malgré les toniques, la digitale, les diurétiques, le régime lacté, exclusif parfois; et il succomba avec l'aspect d'un asystolique type.

A l'autopsie aucune lésion rénale, les reins sont un peu congestionnés, de poids et de volumes normaux.

L'aorte est à peu près saine, sauf quelques plaques graisseuses disséminées çà et là, et encore assez rares. Pas d'athérome généralisé. Le cœur est énorme, c'est un vrai cœur de bœuf; sur le péricarde on voit quelques plaques laiteuses, mais pas de symphise cardiaque. Les cavités sont dilatées, en même temps que l'hypertrophie porte surtout sur le ventricule gauche, mais le cœur droit est hypertrophié aussi, la dilatation est générale. Le tissu présente un peu d'altération granulo-graisseuse; les orifices sygmoïdes (pulmonaire et aortique) sont sains; de même les orifices oriculo-ventriculaires, droit et gauche, sont normaux, aucune lésion de l'endocarde.

Les poumons sont congestionnés, œdémateux aux deux bases; mais le tissu est sain d'ailleurs, sauf un léger emphysème vers les bords antérieurs; pas de sclérose pulmonaire.

Le tissu du poumon est adhérent aux parois thoraciques dans toute l'étendue des deux plèvres. Il existe une vraie symphise pulmonaire totale et double.

Aucune altération du foie ni de l'estomac. Les nerfs cardiaques, les ganglions cervicaux, le cerveau et la moelle sont sains.

Il existe, pour expliquer l'hypertrophie et la dilatation cardiaque, une symphise pleurale ; ce fait seul n'aurait pas une grande signification : mais, depuis quelques années, les exemples se multiplient et tendent à faire croire à une influence réelle, des adhérences pleurales généralisées, sur le tissu cardiaque, pour en amener l'hypertrophie et la dilatation.

OBSERVATION II.

Pleurésie sèche tuberculeuse, avec néo-membranes épaisses comprimant le poumon : gêne de la circulation cardio-pulmonaire, accidents asphyxiques rappelant ceux l'asystolie, par M. H. Barth, *interne des hôpitaux.* (1)

D... (Charles), âgée de 8 ans, est entré, au mois de Décembre 1877, à l'hôpital des Enfants, dans le service de M. Labric.

Les renseignements, peu précis d'ailleurs, que l'on put recueillir sur son compte, se réduisaient à ceci : que depuis plus d'une année, il toussait, maigrissait et manifestait une certaine gêne de la respiration. Examiné au moment de son entrée à l'hôpital, il fut considéré comme atteint d'induration tuberculeuse des deux sommets et traité en conséquence. Aucun fait remarquable ne fut constaté les mois qui suivirent.

Au 1er juillet 1878, époque où je le vis pour la première

(1) *France médicale*, 1879, numéro 23.

fois, il présentait l'état suivant : facies pâle; lèvres un peu cyanosées; amaigrissement prononcé; pas d'œdème des jambes. Toux rare ; expectoration nulle ; pas d'altération de la voix. Gêne notable de la respiration qui est courte, haletante et entrecoupée, comme si l'expansion pulmonaire était entravée par quelque obstacle ; pas de tirage épigastrique. Le diaphragme fonctionne bien. Les côtes supérieures sont remarquablement affaissées, rapprochées les unes des autres. Tout le thorax semble atrophié et sa forme étroite, pyramidale à base inférieure, fait contraste avec celle de l'abdomen qui est notablement augmentée. Le foie est volumineux : son bord inférieur arrondi, très appréciable à la palpation, dépasse de beaucoup le niveau des fausses côtes.

On constate une diminution notable de la sonorité et de l'élasticité thoraciques en certains points, et principalement au sommet droit, avec respiration soufflante presque tubulaire au même niveau. Dans tout le reste de l'étendue des deux côtés, râles humides, crépitants et sous crépitants mélangés. Sonorité à peu près normale aux deux bases.

L'appetit est conservé; les digestions se font bien; l'état général semble bon. Mais la gêne respiratoire, modérée lorsque le malade est au repos, augmente, dans des proportions excessives, sous l'influence de la moindre fatigue : souvent il demande à se lever; si on se rend à son désir, une heure s'est à peine écoulée que déjà l'asphyxie semble imminente, la face est turgide, les lèvres cyanosées, il y a l'œdème des jambes de la faiblesse et de l'irrégularité du pouls. Ces désordres se calment peu à peu, lorsque le malade est recouché, et quelques heures suffisent pour les faire disparaitre.

Pendant les mois de juillet et d'août, l'état du malade se modifia peu : les signes physiques, fournis par l'auscultation, restèrent les mêmes, et l'état général ne s'aggrava pas d'une manière notable, toutefois la dyspnée habituelle allait toujours en augmentant et rendait le séjour permanent au lit tout à fait nécessaire; le malade se plaignait d'une grande douleur dans le ventre et ne respirait facilement que dans la position assise : le foie très volumineux, arrondi, atteignait le niveau de l'ombilic. Le pouls était faible, précipité ; les battements du cœur, difficiles à percevoir à cause de la dyspnée, ne révélaient aucun bruit normal.

Dans les derniers jours de septembre, l'appétit bon jusqu'alors commença à diminuer, les digestions devinrent difficiles : il se produisit des coliques abdominales et de la diarrhée. Bientôt après, vomissements, fièvre ; météorisme abdominal et sensibilité extrême à la pression : diarrhée intense. Le malade s'affaiblit rapidement, la face se cyanose, les extrémités se refroidissent, les urines deviennent albumineuses ; enfin la mort survient le 6 octobre 1878.

Autopsie. — L'état extérieur du thorax est remarquable par une petitesse extrême, par une sorte d'atrophie déjà signalée plus haut : les côtes sont déprimées, rapprochées les unes des autres : le ventre au contraire est très volumineux.

En enlevant le sternum, on constate que les cavités pleurales sont oblitérées, et que les poumons adhèrent fortement, dans toute leur étendue, aux parois de la cage thoracique : pour les extraire, il est nécessaire de décoller la plèvre pariétale, en déchirant le tissu conjonctif lâche qui l'unit aux côtes. Étalés sur la table d'autopsie les poumons sont petits, ratatinés ; ils sont entièrement coiffés d'une coque néo-membraneuse épaisse, atteignant, en certains points 2 centimètres, d'une coloration grisâtre, d'une consistance lardacée ; dans son épaisseur, on découvre de nombreuses granulations, les unes fibreuses et dures, d'autres en voie d'évolution et nettement caséifiées à leur centre : quant au parenchyme pulmonaire lui-même, il est flasque, très dense, peu crépitant, nullement friable ; sa coloration est pâle et la pression en fait écouler peu de sang : il ne présente en aucun point la moindre trace de tubercules.

Les ganglions bronchiques sont peu volumineux : quelques-uns néanmoins sont tuméfiés et infiltrés de petits amas caséeux.

Le cœur très-volumineux, flasque, offre une dilatation considérable, portant principalement sur les cavités droites qui sont élargies et gorgées de caillots cruoriques. Il n'y a aucune trace d'endocardite ni de lésions valvulaires.

Le péricarde est sain et dépourvu d'adhérences. Le foie énorme pèse environ 2 kilogrammes ; il présente toutes les apparences du foie cardiaque, au degré le plus avancé.

La cavité péritonéale renferme une notable quantité de sérosité ; le péritoine présente les traces d'une inflammation diffuse et récente ; les anses intestinales rouges et dépolies sont constellées en beaucoup de points par des granulations tuberculeuses.

Cette observation est remarquable par la localisation de la tuberculose sur les plèvres, et par son évolution, sous la forme insolite, chez l'enfant surtout, d'une pleurésie sèche néo-membraneuse. Mais nous voulons surtout appeler l'attention sur le processus particulier qui a déterminé la mort de notre malade. L'organisation des néo-membranes des plèvres, et surtout leur rétraction consécutive, a entraîné une compression des poumons et une gêne circulatoire, dont les effets se sont fait sentir sur le cœur droit d'abord, puis sur le système veineux général. Faut-il en chercher la cause immédiate dans une diminution du champ vasculaire de l'artère pulmonaire ? Faut-il avec M. R. Moutard Martin (à qui nous avons communiqué ce fait) l'attribuer à la perte de l'ampliation pulmonaire, agent principal de la progression du sang dans les veines caves? Nous ne saurions le dire : toujours est-il que la stase veineuse n'a pas tardé à se traduire par la dilatation des veines sus-hépatiques et le développement excessif du foie. Si les phénomènes d'œdème périphérique n'ont pas été plus prononcés, c'est que les vaisseaux et les tissus présentent chez l'enfant une résistance et une vitalité qu'ils sont loin d'avoir plus tard : mais cependant cette résistance a fini par s'affaiblir, et, sans tenir compte de la poussée de granulations péritonéales, qui n'a été qu'un incident ultime, on peut dire que notre malade est mort comme un cardiaque bien plus que comme un tuberculeux.

OBSERVATION III.

Fausses membranes. — Splénisation. — Hypertrophie cardiaque, par M. Mora. (1)

J....., 72 ans, journalier, numéro 5, salle Saint-Louis, service de M. Potain, hôpital Necker (1872). Ce malade n'a jamais fait de maladie grave. Très peu préoccupé de sa santé, résistant très bien à la douleur, il avoue avec peine qu'il a eu quelques points de côté, mais il ne s'en est pas plus préoccupé pour cela. Intelligence à peu près nulle du reste, ce qui explique un peu l'incertitude de ses réponses. Depuis quelque temps, il éprouve, outre ses douleurs de côté, une gêne de la respiration, qui s'exagère lorsqu'il monte les ecaliers. Il a quelquefois des palpitations de cœur qui rendent son « asthme » insupportable. La face est un peu cyanosée, les membres inférieurs sont œdématiés, il y a une légère ascite. Le foie

(1) Mora. — Étude clinique sur quelques complications de la pleurésie. (Thèse de Paris 1874.)

paraît augmenté de volume à la percussion, pratiquée sur les trois diamètres verticaux.

Diarrhée fréquente. En auscultant le cœur, on trouve un bruit de souffle à la pointe et au premier temps, avec propagation vers l'aisselle. Contrairement à ce qu'on aurait pu penser, le pouls est petit, il est vrai, mais régulier, égal.

En auscultant en arrière, à droite et à gauche, on trouve des râles fins, qui en imposent pour de la congestion pulmonaire. Submatité dans les mêmes points, pas d'égophonie. Le poumon transmet les bruits cardiaques dans toute la hauteur, à droite et à gauche. Traitement : ventouses sèches, digitale.

On porte le diagnostic d'affection cardiaque, et quoique le pouls ne fût pas nettement caractérisé, on pensa à une insuffisance mitrale, bien compensée ; autant qu'on en pouvait juger par le tracé sphymographique et par les battements du cœur, qui étaient très intenses.

La matité précordiale est considérablement augmentée. La pointe du cœur bat en dehors et au-dessous du mamelon. — Mort 26 jours après l'entrée.

Autopsie. — Le péricarde est rouge par place et présente une surface villeuse et quelques fausses membranes. On trouve un léger épanchement dans la cavité péricardique. Le cœur est volumineux. A la mensuration de la base à la pointe, on trouve 13 centimètres, cette longueur représentant le ventricule droit et l'oreillette. Ces deux cavités sont remplies de caillots rouges. Les parois sont hypertrophiées ; nous trouvons approximativement, pour le ventricule $0^m,007$, pour l'oreillette $0^m,002$ à $0^m,003$. Le ventricule gauche présente un développement ectatique ; cela ressemble à un commencement d'anévrysme, situé à la pointe et creusé aux dépens du reste de la paroi. A la partie moyenne de la paroi ventriculaire, l'épaisseur est de 3 centimètres ; à la pointe, c'està-dire dans le point correspondant à l'anévrysme, elle n'est plus que de $0^m,004$.

Les colonnes du ventricule gauche sont très développées et surtout à la pointe : elles sont enchevêtrées d'une masse de caillots. Ceux-ci sont isolément rouges, jaunes, opaques. Les oreillettes sont hypertrophiées, leurs parois ont une épaisseur $0^m,002$ à $0^m,003$. L'orifice de l'artère pulmonaire à $0^m,09$; celui de l'aorte est normal. Les valvules sont suffisantes dans tous leurs orifices. L'orifice auriculo-ventriculaire droit a 13 centimètres et demi; l'orifice auriculo-ventriculaire gauche en a 12.

Examen de l'appareil pulmonaire: du côté gauche, nous trouvons des adhérences pleurales dans les parties supérieures; la plèvre pariétale adhère intimement à la plèvre viscérale, et le poumon se trouve attiré étroitement contre la paroi thoracique dans toute son étendue, et cela d'avant en arrière, de haut en bas, incomplètement il est vrai, dans cette dernière dimension. Cette adhérence est telle en avant, que la plèvre pariétale s'enlève tout d'une pièce avec le poumon; on aperçoit alors sur la face externe de cette plèvre pariétale, la trace des côtes, sous la forme d'une projection jaunâtre.

Il existe un épanchement séreux des deux côtés, à droite et à gauche ; celui de droite est plus considérable. Adhérences diaphragmatiques à droite. Du même côté, on trouve, formée, par les deux feuillets pleuraux séparés à ce niveau, une poche contenant des fausses membranes molles, dont quelques-unes déjà organisées. En arrière; cette poche présente une hauteur de 13 centimètres, 15 centimètres latéralement. Du côté gauche existe aussi une poche pleurale formée comme la précédente, présentant 6 centimètres de hauteur en arrière et 9 centimètres latéralement. Entre les deux feuillets pleuraux, à droite, on trouve un tissu jaunâtre, transparent, gélatiniforme, ressemblant à de la sérosité de vésicatoire durcie, et franchement fibrineux. Nous ne trouvons de caillot embolique dans le tissu de l'artère pulmonaire ni dans ses divisions.

Du côté droit, nous trouvons des points hémorrhagiques sur la partie moyenne de la plèvre pulmonaire, en arrière ; ce sont les orifices des vaisseaux coupés en travers et qui parcouraient perpendiculairement les fausses membranes, déjà de date ancienne. Au sommet du poumon, il existe de l'œdème ; au-dessous vers le lobe moyen, on trouve un tissu rouge lie de vin, complètement splénisé, et qui tombe au fond de l'eau. Ce tissu occupe tout le lobe moyen surtout vers la racine des bronches ; le lobe inférieur est œdématié. Pas de caillot embolique : il n'existe pas trace d'infarctus pulmonaire.

OBSERVATION IV.

Observation sur la maladie et la mort de Colles (*Stokes*). *Traité des maladies du cœur et de l'aorte. Traduction* SÉNAC. 1864. *page* 263.

M. Colles, en avançant en âge, éprouva des attaques fréquentes de goutte régulière. Depuis l'année 1834, il était sujet à de la bronchite chronique, avec exacerbations aiguës revenant de temps à autre. Pendant ces accès, on observait, comme symptômes principaux, de la dyspnée et des palpitations de cœur ; le traitement employé consista en petites émissions sanguines générales, qu'on faisait suivre de l'usage des pilules bleues et de la poudre de Dover.

De temps en temps survenaient des érysipèles bénins de la face, qui amenaient, ainsi que les attaques de goutte, une diminution ou une suspension des accidents thoraciques. Cet état persista pendant six ans environ, et, pendant tout ce temps, M. Colles ne cessa presque jamais de se livrer à ces labeurs, qui deviennent un devoir pour ceux qui se sont élevés à une haute position médicale, labeurs auxquels ils ne peuvent se soustraire,

Au printemps de 1840, les premiers symptômes de

l'affaiblissement de l'organisme apparurent subitement. M. Colles qui s'était couché sans éprouver de malaise, fut pris, pendant la nuit, d'un accès d'asthme cardiaque. La sensation de suffocation imminente, qui marqua le début de l'accès, eut une intensité effrayante, au dire du malade.

L'orthopnée dura toute la nuit, elle s'accompagnait de respiration sifflante. Dans la matinée, le pouls était rapide, irrégulier et inégal; il en était de même des contractions du cœur. La poitrine était sonore à la percussion. Une attaque de goutte aux extrémités inférieures ne tarda pas à se déclarer, mais lorsqu'elle disparut, les jambes restèrent plus œdémateuses que de coutume.

Voici les signes physiques perçus dans la région cardiaque. L'impulsion du cœur était faible, irrégulière et rapide; l'organe lui même semblait correspondre à une étendue considérable de la surface du thorax. Son action était si rapide et si irrégulière, que l'analyse des bruits devint très difficile; le premier ressemblait parfois au second et *vice et versa*. Il n'y avait ni murmures valvulaires, ni pulsations anormales, ni frémissements artériels.

Quelques mois se passèrent ainsi, puis on conseilla le changement d'air et les voyages. dans le but d'obtenir les bons effets. que devaient produire un climat nouveau, et le repos. M. Colles se rendit en Suisse, et là sa santé s'améliora. au point de lui permettre de gravir une montagne, pendant fort longtemps. Le retour de ses forces fut un grand bonheur pour le malade. Cependant, quelque temps après son retour à Dublin, les accès reparurent comme par le passé. Je le vis après un intervalle de quelques mois, et je constatai alors, pour la première fois, que le foie, tuméfié d'une manière permanente, formait une tumeur lisse et aplatie. Le malade continua à éprouver, de temps à autre, des accès de dyspnée, précédés habituellement d'une diminution de la sécrétion urinaire, Pendant ces accès, qui duraient ordinairement plusieurs jours, l'irrégularité du cœur, l'anxiété précordiale, allaient toujours en augmentant, jusqu'à ce qu'il se produisit de l'orthopnée.

L'urine était sécrétée en petite quantité, et ne contenait que peu de sédiments.

A chaque accès, la tuméfaction du foie augmentait rapidement, et diminuait de même, lorsque les symptômes s'amendaient. On ne constatait aucune amélioration, tant que la sécrétion des reins n'était pas librement établie; et ce résultat ne s'obtenait que par un traitement mercuriel, suivi de l'emploi des diurétiques.

Ces médicaments, on put le constater plusieurs fois, manquèrent toujours leur effet, lorsqu'on ne les faisait pas précéder de l'usage du mercure; aussi ce dernier médicament fut-il bien souvent employé. C'est à lui qu'on doit, en grande partie, attribuer la prolongation de la vie de M. Colles : en effet, plusieurs fois déjà, les symptômes avaient été assez graves pour donner lieu à une orthopnée complète, à de l'anasarque, et à une congestion pulmonaire fort alarmante. Pendant l'été de 1843, M. Colles avait vu ses attaques se reproduire toutes les cinq semaines environ, avec des intervalles d'une santé passable, lorsqu'à la suite d'un traitement mercuriel prolongé, il recouvra un état de santé qui ne lui était plus habituel depuis longtemps. L'appétit était excellent, l'apparence extérieure s'améliorait rapidement, et l'embonpoint était revenu en partie. Au commencement de l'automne, survint un nouvel accès, qui fut intense, mais qui céda, cependant, au traitement ordinaire; ce fut la dernière fois que l'organisme subit l'influence de la médication. Au mois d'octobre, un nouveau paroxysme se montra, exactement avec les mêmes caractères que les accès précédents : pour la première fois, le traitement mercuriel ne fut d'aucune utilité. L'anasarque augmenta; il se fit une congestion des deux poumons, et elle fut assez considérable pour produire une matité générale et de la respiration bronchique.

La mort lui succéda de près : elle eut lieu le 1er décembre 1843.

Autopsie. — L'autopsie fut pratiquée par le professeur K. W. Smith, en présence de sir H. Marsh, du professeur Harrison et de moi-même. En voici le résultat :

« Le corps tout entier est le siège d'un œdème, plus marqué aux pieds et aux mains. La peau est légèrement ictérique. En ouvrant le thorax, on trouve les cartilages costaux ossifiés. On enlève le sternum : la plèvre droite contient une demi-pinte environ d'un sérum, de coloration foncée, tenant en suspension de nombreux flocons de lymphe, qui paraissent être de formation récente. Le poumon droit est très congestionné dans toute son étendue ; à sa base on trouve deux tumeurs arrondies du volume d'une orange environ, et de nature emphysémateuse ; en les divisant en deux, on reconnaît qu'elles ne contiennent pas seulement de l'air, mais aussi du sang noir, offrant l'apparence du sang veineux ; le tout a l'aspect du tissu de la rate

Après un lavage, on trouve que la surface de section a une structure tout à fait celluleuse.

Les cellules sont vastes et très irrégulières. Le poumon congestionné offre, dans toute son étendue, à l'exception d'un point très restreint et situé au sommet, une consistance plus ou moins solide, mais qui n'a pas les caractères de l'induration qui succède à la pneumonie ; il ne se déchire pas, sous l'effet d'une pression modérée.

Sa consistance est le résultat d'une congestion excessive.

La cavité pleurale du côté gauche est oblitérée, dans sa totalité, par d'anciennes adhérences organisées ; la moitié gauche du thorax est rétrécie.

Le poumon, moins développé qu'à l'état normal, est gorgé de sang et refoulé le long de la colonne vertébrale ; il cède et se déchire sous une pression peu énergique : sa couleur est d'un rouge pourpre foncé ; il ne crépite dans aucun point de son étendue, et ressemble de tous points, à la rate lorsqu'elle a subi un commencement de décomposition. Les glandes bronchiques du médiastin postérieur sont tuméfiées et contiennent des matières calcaires.

Il n'y a pas d'épanchement dans le péricarde, qui n'offre aucune trace d'adhérence entre les feuillets. Le cœur beaucoup plus grand que de coutume, n'a pas augmenté de poids dans la même proportion: les cavités gauches sont flasques et affaissées ; celles du côté droit du cœur, et surtout l'oreillette sont distendues par du sang noir.

La surface de l'organe est d'un brun pâle ; la quantité de graisse, qui se trouve à sa surface, dépasse de beaucoup celle qu'on y rencontre d'ordinaire ; le tissu musculaire, pâle, mou, graisseux, se déchire facilement.

Le ventricule gauche ne contient pas de sang. Sa cavité est agrandie d'une façon remarquable, sans qu'il y ait hypertrophie de ses parois ; il offre ainsi l'exemple d'une dilatation passive considérable : l'oreillette gauche est également vide. Les orifices auriculo-ventriculaires n'offrent rien d'anormal ; il en est de même de l'orifice aortique.

Au point d'insertion de l'une des valvules on remarque une petite particule de matière calcaire ; son volume n'égale pas celui de la tête d'une épingle ordinaire ; le jeu de la valvule n'est en aucune façon, gêné. En versant de l'eau par l'aorte, elle ne pénètre pas dans le cœur ; la membrane qui tapisse l'aorte est colorée par des tâches d'un rouge foncé ; on rencontre, au-dessous de cette membrane, quelques points où se sont faits des dépôts de matières athéromateuses.

A la surface du sang épanché dans la poitrine, pendant l'examen du cœur, surnagent de nombreux globules d'huile.

Le sac péricardiaque contient environ un quart de liquide. Le foie, sans avoir beaucoup augmenté de volume s'étend au-dessous du rebord des côtes. Sa coloration est celle de l'acajou foncé ; il semble tuméfié et bouffi, sa surface est rude et granuleuse. En y pratiquant une incision, les veines dilatées laissent échapper en ruisseau du sang très noir. La vésicule du fil contient trente calculs biliaires d'un volume moyen. A droite de l'ombilic, on retrouve les traces de la petite hernie signalée par M. Colles, à notre attention ; en incisant les veines, il s'en écoule des globules huileux, mêlés à du sang ; le reste de l'appareil urinaire et la prostate sont dans un état d'intégrité parfaite.

Nous empruntons les lignes suivantes à la thèse d'agrégation de M. Pitres (1).

« M. Baumler (2) a attiré tout dernièrement l'attention sur l'importance de ces adhérences pleurales, dans la pathogénie de certaines affections cardiaques : il rapporte trois observations intéressantes de nature à la mettre en lumière.

La première se rapporte à un homme, de 34 ans, qui se présenta à l'hôpital avec les signes extérieurs d'une bronchite capillaire, accompagnée de désordres circulatoires, semblables à ceux qu'on observe dans les lésions valvulaires avancées. Il se développa peu à peu des symptômes indiquant la formation d'une insuffisance tricuspide, un thrombus de la veine sous-clavière gauche et des veines jugulaires internes et externes, de l'œdème des extrémités inférieures, et, vers la fin, un érysipèle gangréneux de l'avant-bras gauche.

A l'autopsie, on trouva les cavités pleurales complètement oblitérées par des adhérences anciennes. Les deux cœurs étaient hypertrophiés et dilatés sans traces de lésions valvulaires.

Dans la deuxième il s'agit d'un maçon, de 54 ans, qui présenta les signes d'une hypertrophie du cœur

(1) Pitres : Des hypertrophies et des dilatations cardiaques indépendantes des lésions valvulaires. Thèse agrég., 1878.

(2) Baümler : « Ueber obliteration der pleuralsæcke und verlust der Lungen elasticitoet als Ursache der herzhypertrophie. (Deutsche archive fur Klinische medicin. T. XIX, 1877, p. 471.)

considérable, avec insuffisance mitrale et tricuspide, et anasarque qui se dissipa d'abord sous l'influence de la digitale : il mourut brusquement avec une grande accélération du pouls sans hydropisie. A l'autopsie on trouva une dilatation énorme du cœur, surtout des cavités droites, sans lésions valvulaires.

Les deux poumons présentaient en même temps que de l'emphysème et de l'œdème une adhérence générale avec les plèvres pariétales.

Le troisième cas est moins démonstratif, car le malade qui en fait le sujet était atteint depuis longtemps de bronchite avec emphysème.

Il mourut avec de la cyanose, de l'anasarque et des signes d'insuffisance tricuspide.

L'autopsie révéla, comme dans les cas précédents, une dilatation avec hypertrophie des deux cœurs, et une oblitération des cavités pleurales.

M. Brudi (1) a rapporté une observation de même genre relative à une femme de chambre, âgée de 44 ans, qui présentait les signes fonctionnels d'une affection cardiaque et à l'autopsie de laquelle on trouva une hypertrophie avec dilatation du cœur qu'on ne put expliquer que par l'existence d'une oblitération ancienn des cavités pleurales.

(1) Brudi : « Ueber einem Fall von herzhypertrophie, Cyanose und Hydropsals Folge von ausgedehnten Pleuraverwachsungen. » Deutsches Archiv. für Klinische Medicin. An. 1877, T. XIX, p. 488.

CONSIDÉRATIONS.

Ces observations sont surtout remarquables en ce que, dans tous les cas qu'elles rapportent, on a constaté, à l'autopsie, d'un côté des adhérences pleurales généralisées, de l'autre une hypertrophie et une dilatation cardiaque. Les causes ordinaires de cette lésion du cœur ont toujours fait défaut. Les valvules, en effet, ont toujours été saines, et si dans quelques cas elles ont été trouvées insuffisantes, cette insuffisance n'était que secondaire et provenait de la dilatation des orifices. Énumérons du reste les diverses causes d'hypertrophie cardiaque, et nous verrons que dans aucun des cas que nous avons recueillis, on n'a rien trouvé, ailleurs que dans la plèvre, qui put rendre compte de cette lésion du cœur. Après les lésions valvulaires, citons les maladies du poumon comme cause d'hypertrophie du cœur: le catarrhe chronique, la sclérose pulmonaire, l'asthme, l'emphysème, retentissent sur le cœur droit, qui se dilate et s'hypertrophie. Les anévrysmes de l'aorte l'athérome, la compression de ce vaisseau par une tumeur du médiastin, retentissent sur le ventricule gauche. La néphrite interstitielle, certaines maladies de l'estomac et du foie amènent aussi l'hypertrophie cardiaque. Citons encore les adhérences du péricarde.

Le rétrécissement du thorax, l'affaissement du poumon déterminent aussi l'hypertrophie et la dilatation cardiaque ; ils existaient chez les deux malades qui font le sujet de nos observations II et IV. On pourrait donc nous objecter que dans ces deux cas la lésion du cœur peut leur être imputée ; nous répondrons que leur existence était liée à l'existence même des fausses membranes pleurales, qu'elle était due à leur rétraction, et que par conséquent celles-ci restent en définitive la cause première.

Les deux autres observations nous prouvent que les adhérences retentissent aussi d'une autre façon sur le cœur, puisqu'il n'y avait ici ni rétrécissement du thorax, ni affaissement du poumon.

Aucune de ces causes ne pouvant donc être invoquée, il est permis de supposer par exclusion que cette hyper trophie peut être attribuée aux adhérences pleurales généralisées. A notre article pathogénie, nous tâcherons de nous rendre compte du mécanisme.

L'étude de ces observations nous servira ou tout au moins nous aidera à établir l'étiologie, la marche, la symptomatologie, le diagnostic et le pronostic de l'affection qui nous occupe. Nous y voyons que dans tous les cas la marche de la maladie a été la même peu de chose près: Le début a passé presque inaperçu; l'inflammation de la plèvre, qui a déterminé la formation des fausses membranes, a agi sans éclat, insidieusement, sans attirer l'attention. Les fausses membranes, une fois constituées, ont exercé leur influence sur le cœur par la gêne qu'elles ont occasionnée dans la circulation; celui-ci s'est hypertrophié pour triompher de l'obstacle, et tout est allé assez bien jusqu'au jour où fatigué, surmené, dégénéré, il a été impuissant à continuer la lutte : alors sont survenus les phénomènes de l'asystolie et de la cachexie cardiaque. D'après cela, nous diviserons la marche de la maladie en trois périodes :

1° Une période de formation des fausses membranes; nous pourrions l'appeler période pleurale.

2° Une deuxième pendant laquelle le cœur hypertrophié soutient la lutte avec avantage : nous l'appellerons période cardiaque latente.

3° Une troisième enfin : période d'asystolie.

ÉTIOLOGIE.

L'inflammation de la plèvre, qui détermine la formation des adhérences pleurales, peut être, dès le début, aiguë ou chronique, sèche ou avec épanchement ; la pleurésie sèche, aiguë ou chronique d'emblée, en est la cause la plus fréquente. Provoquée souvent par l'impression du froid, la pleurésie est plus souvent encore symptomatique de la tuberculose pulmonaire ; mais le poumon peut être sain et les tubercules se développer exclusivement dans la plèvre et déterminer son inflammation, notre observation II nous en offre un exemple. La pleurésie est souvent liée à la diathèse rhumatismale ; et elle peut survenir dans le cours de certaines maladies : scarlatine, rougeole, infection purulente, mal de Bright ; elle dépend quelquefois de l'altération d'un des organes du voisinage : carie des côtes, abcès du foie, maladies du sein, ou bien encore d'une violence extérieure, contusion du thorax, fracture des côtes : parfois enfin elle survient sans cause appréciable.

SYMPTOMATOLOGIE.

1° *Période pleurale.* — Les symptômes du début seront variables, suivant que la pleurésie qui déterminera la formation des fausses membranes pleurales, sera primitivement aiguë ou chronique, qu'elle sera sèche ou avec épanchement.

Si elle est aiguë avec épanchement, on constatera les frissons, la fièvre, et le point de côte avec leurs caractères particuliers dans cette affection. L'examen de la poitrine donnera les renseignements suivants : vibrations thoraciques affaiblies ou nulles; matité, bruit skodique; par l'auscultation on constatera l'absence du murmure vésiculaire, le bruit de souffle, l'égophonie, la pectoriloquie aphone; si l'épanchement est très considérable, l'égophonie prendra le caractère de la résonnance bronchophonique, le souffle prendra le timbre bronchique. Du côté sain, la respiration prendra le caractère puéril. On constatera aussi les déplacements des organes voisins, du cœur, foie.

Si la pleurésie est purulente, on constatera les symptômes particuliers à cette affection ; fièvre hectique : amaigrissement rapide avec teinte terreuse, prostration, sueurs nocturnes, dévoiement, œdème des parois thoraciques.

La pleurésie est-elle sèche et aiguë, il y a de la fièvre, de la dyspnée, un point de côté : les excursions du thorax sont diminuées, le murmure vésiculaire est affaibli ; il existe des bruits de frottement.

Enfin, si elle est sèche et chronique d'emblée, le début pourra parfaitement passer inaperçu ; car la douleur et la dyspnée faisant défaut, l'attention ne sera pas attirée du côté du thorax, et les bruits de frottement ne seront pas recherchés.

Mais, quelle qu'ait été la forme du début de la maladie, les néo-membranes pleurales, une fois constituées, peuvent dévoiler leur présence par une série de signes physiques que nous allons passer en revue.

L'inspection et la mensuration ne fournissent guère de renseignements, dans le cas d'adhérences pleurales, sauf lorsque les fausses membranes, par leur rétraction consécutive, ont occasionné une déformation du thorax. L'enfant qui fait le sujet de notre Observation II, nous en offre un exemple. M. Marchant (1), en parlant justement de cette observation s'exprime en ces termes. — M. Brouardel a noté assez souvent la disposition suivante de la cage thoracique : aplatissement de la région antéro-latérale, de telle sorte que le pli de flexion, occasionné par le rapprochement de la paroi antérieure avec la paroi postérieure, se trouvait porté en arrière et constituait un angle saillant à quelques centimètres de la colonne vertébrale... Chez les adultes les cartilages costaux et les articulations ne présentent

(1) Société clinique de Paris, 27 février 1879.

plus assez de souplesse pour se prêter à une traction par les fausses membranes aussi facilement que chez les enfants. De là une différence dans la variété et le degré de la déformation : de là encore l'absence de troubles cardiaques qui peuvent être liés dans une certaine mesure à l'affaissement actif de la cage thoracique dont nous a parlé M. Barth. » L'absence fréquente de déformation du thorax chez les adultes se trouve ainsi expliquée. Cependant le malade qui fait le sujet de notre observation IV, nous en offre un exemple. Quant à l'opinion de M. Marchant sur l'absence de troubles cardiaques chez les adultes atteints d'adhérences pleurales, nos observations prouvent qu'ils n'en sont pas toujours exempts. Par la mensuration, on peut constater aussi que le côté atteint ne se dilate pas, pendant l'inspiration, autant que le côté sain.

La palpation ne fournit pas non plus de renseignements bien précis; on comprend cependant que les vibrations thoraciques doivent être exagérées; et, dans plusieurs cas aussi, la main, appuyée sur le thorax, sentira le frottement des surfaces pleurales.

Par la percussion on constatera une diminution de sonorité et d'élasticité.

L'auscultation révélera un affaiblissement du bruit respiratoire, et des bruits de frottement, d'autant plus marqués que les adhérences seront plus lâches et permettront au poumon des mouvements plus étendus de locomotion ; ils seront aussi plus ou moins rudes, suivant l'état de sécheresse et de rudesse des fausses membranes: On les a comparés à la sensation que fait éprouver à l'oreille la neige pressée sous les pieds ou écrasée entre les doigts, au bruit que fait une selle sous le poids du cavalier, au bruit de chaussures neuves. On les reconnaîtra enfin à leurs caractères particuliers : ils sont superficiels, s'entendent aux deux temps de la respiration, et ne sont pas modifiés par la toux.

Le malade enfin éprouvera une gêne plus ou moins considérable du côté atteint ; il sentira que la respiration lui manque et ne se fait qu'incomplètement ; quelques-uns disent même qu'ils sont serrés comme dans une cuirasse. Il éprouvera aussi des tiraillements douloureux, soit à l'occasion de mouvements respiratoires, soit à l'occasion de mouvements de rotation du thorax.

Et malgré tout, dans beaucoup de cas, les adhérences pleurales passeront inaperçues : les douleurs thoraciques étant faibles et même nulles ; la dyspnée pouvant être très modérée, pendant cette période de la maladie, et la fièvre n'existant pas, rien n'attire l'attention du côté de la poitrine.

2° *Période d'état : période cardiaque latente.* — Les adhérences pleurales ont exercé leur influence sur le cœur qui s'est hypertrophié. La symptomatologie de cette période comprendra donc deux points : 1° les adhérences pleurales que l'on reconnaîtra aux signes et aux symptômes précédemment décrits ; 2° l'hypertrophie cardiaque dont nous allons nous occuper.

Dans le cas dont il s'agit, c'est une hypertrophie compensatrice, appelée providentielle par Beau. Si elle n'est pas exagérée, l'équilibre se trouvera rétabli dans la circulation, et le malade ne se doutera guère de son affection ; si, au contraire, elle est exagérée, le but sera dépassé, et elle déterminera des fluxions. L'hypertrophie du ventricule gauche sera accompagnée de fluxion céphalique, avec céphalalgie, vertiges, tintements d'oreilles, épistaxis . le pouls sera bondissant, les artères allongées et dilatées deviendront flexueuses. L'hypertrophie du ventricule droit déterminera de la congestion et des apoplexies pulmonaires.

Les signes physiques sont les suivants : la voussure précordiale est plus ou moins accentuée ; le thorax est violemment ébranlé ; la pointe du cœur est abaissée, déviée en dehors et le choc cardiaque a son maximum d'intensité à gauche du sternum, si c'est le ventricule gauche qui est hypertrophié, et au creux épigastrique, si c'est le ventricule droit. La matité est accrue dans le sens longitudinal, si l'hypertrophie siège à gauche, dans le sens transversal, si elle siège à droite. Lorsque l'hypertrophie est générale, la matité s'accroît en longueur et en largeur. On constate par l'auscultation que les bruits du cœur sont plus forts et plus sonores.

Troisième période : asystolie. — Chez les quatre malades qui font le sujet de nos observations, cette troisième période de la maladie a débuté par des troubles respiratoires, comme il arrive lorsque la petite circulation est atteinte la première. L'essoufflement, les accès de suffocation ont ouvert la scène : puis les autres symptômes de l'asystolie se sont succédé, comme ils se succèdent chez un malade atteint de lésion mitrale. Après l'essoufflement et les accès d'oppression (asthme cardiaque), sont survenus les œdèmes périphériques, l'anasarque, les hydropisies des séreuses, les congestions viscérales. Ils sont morts, en un mot, présentant tous les phénomènes dont l'ensemble constitue la cachexie cardiaque.

Diagnostic. — Nous avons exposé précédemment les symptômes et les signes, au moyen desquels on peut reconnaître les adhérences pleurales, l'hypertrophie et la dilatation cardiaque, nous n'y reviendrons pas. Mais, nous l'avons déjà dit, la façon le plus souvent insidieuse dont s'établissent les adhérences pleurales n'éveille pas les craintes du malade qui ne s'adresse alors au médecin qu'au moment où surviennent des troubles du côté du cœur; le diagnostic des adhérences pleurales n'est pas, d'ailleurs, dans beaucoup de cas, sans présenter de sérieuses difficultés; et ce ne sera guère qu'après avoir vainement recherché les diverses causes d'hypertrophie cardiaque énumérées plus haut, que l'on songera à la lésion de la plèvre et que l'on portera le diagnostic définitif: hypertrophie cardiaque reconnaissant pour cause des adhérences pleurales généralisées.

Il nous reste maintenant à nous rendre compte par quel mécanisme ces adhérences pleurales peuvent déterminer l'hypertrophie du cœur.

PATHOGÉNIE.

Pendant la respiration, le poumon exécute des mouvements de locomotion très prononcés. Dans l'inspiration il se dilate, sa base s'abaisse avec le diaphragme et sa surface extérieure glisse de haut en bas derrière les côtes. Pendant l'expiration, au contraire, cédant à sa rétractilité, il se rapetisse et remonte de bas en haut.

Sous l'influence de cette dilatation pulmonaire pendant l'inspiration, il se produit, dans l'intérieur du thorax, une tendance au vide, qui détermine, d'un côté, l'arrivée de l'air extérieur et, de l'autre, favorise le cours du sang dans les veines caves, par la diminution de pression qu'elle détermine à l'embouchure de ces veines.

Au moment de l'expiration au contraire, sous l'influence de la rétractilité pulmonaire, il y a condensation de l'air dans la poitrine, les artères sont comprimées extérieurement, et cette pression contribue à pousser le sang vers la périphérie. « Le mécanisme, dit M. Pitres (1), par lequel les adhérences pleurales agissent sur le cœur est facile à comprendre. Elles fixent le poumon contre le thorax, et l'empêchent de

(1) Pitres. Thèse agrég. 1878.

se rétracter pendant l'expiration, il en résulte une suppression des effets de l'élasticité du poumon sur la circulation pulmonaire, et par suite un obstacle relatif, qui exige un déploiement plus grand de force de la part du cœur, et qui agit sur le ventricule droit de la même façon que l'athérome aortique agit sur le ventricule gauche. »

Le poumon, ainsi fixé contre la paroi thoracique, peut pas plus se dilater pendant l'inspiration qu'il ne ne peut se rétracter pendant l'expiration. Ce défaut d'ampliation, entraînant une gêne dans la circulation veineuse générale, retentira sur le cœur gauche, comme le défaut de rétraction, qui gêne la circulation pulmonaire retentit sur le cœur droit.

Lorsque les adhérences pleurales se bornent à fixer le poumon contre la paroi thoracique (observ. I et III) ces deux influences existent seules pour entraver la circulation. Mais lorsque (obs. II et IV) elles déterminent aussi, par leur rétraction, le rétrécissement du thorax et une réduction du volume du poumon, il survient deux nouvelles causes de gêne circulatoire : la première, due à ce que ce rétrécissement du thorax vient encore limiter la dilatation pulmonaire pendant l'inspiration ; la seconde due à la diminution du champ circulatoire de l'artère pulmonaire, par diminution du volume du poumon ; et ces deux dernières influences s'ajoutent aux deux premières pour déterminer l'hypertrophie et la dilatation cardiaque générale.

Si la dilatation des cavités du cœur est poussée assez loin, les orifices distendus se dilatent aussi, et de cette dilatation résulte une insuffisance valvulaire. Cette insuffisance se produit plus facilement dans le cœur droit que dans le cœur gauche, à cause de sa résistance inférieure; et aussi, à cause des modifications, que la dilatation de sa cavité apporte dans les muscles papillaires.

« Sous l'influence de la pression du sang, le ventricule droit tend à prendre une forme globuleuse, d'où résulte l'obliquité des muscles papillaires, par rapport à leur direction primitive, et l'écartement des points d'insertion des cordages tendineux. Comme ceux-ci sont inextensibles, il s'ensuit que les bords libres de la valvule tricuspide ne peuvent plus se relever horizontalement et que la régurgitation du sang vers l'oreillette devient possible. On s'assure d'ailleurs de la réalité de ce mécanisme, en répétant l'expérience classique, qui consiste à verser de l'eau dans le ventricule droit. Lorsque l'on comprime ce ventricule, en ayant soin de soulever sa pointe, ce qui équivaut à rapprocher les tendons de leur insertion valvulaire, on voit disparaître l'influence constatée quelques instants auparavant. » (Potain e Rendu, Dict. encycl. de sc. méd.)

Pronostic. — Le pronostic est grave.

Traitememt. Le traitement variera suivant les périodes de la maladie. A la première période, si la pleurésie est primitivement aiguë, on pourra chez un sujet vigoureux pratiquer la saignée, ou appliquer des ventouses scarifiées sur la paroi thoracique. La fièvre sera traitée par la diète et une infusion de digitale, la douleur de coté par l'application d'un vésicatoire, de ventouses sèches ou scarifiées, des injections de chlorhydrate de morphine.

L'épanchement, s'il existe, sera traité par les vésicatoires et les diurétiques : on aura recours au besoin à la thoracentèse.

A la deuxième période, on aura recours, si l'hypertrophie cardiaque est exagérée, aux diurétiques, aux purgatifs drastiques, à la saignée au besoin. On donnera à l'intérieur du bromure de potassium; et on recommandera au malade d'éviter les causes capables d'exciter les contractions du cœur : café, liqueurs, émotions, fatigues, etc.

A la troisième période enfin on aura recours aux toniques, à la digitale, aux diurétiques, au régime lacté.

www.ingramcontent.com/pod-product-compliance
Lightning Source LLC
LaVergne TN
LVHW012018160826
845678LV00002B/891

* 9 7 8 2 3 2 9 6 6 2 6 6 4 *